Die sieben Chakren

Chakra	Körperbereich Element Sinnesfunktion	unerlöst	mögliche Symptome	erlöst
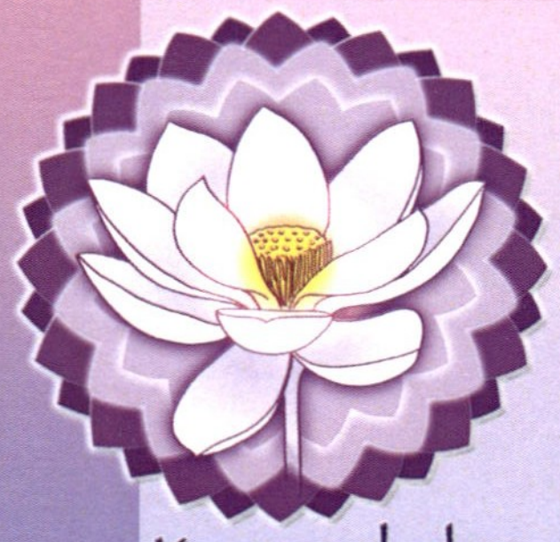 Kronenchakra	Scheitel geht über den Körper hinaus Großhirn Hohlraum zwischen den beiden Gehirnhälften Zirbeldrüse	Gefühl, abgetrennt zu sein Zweifel, Resignation fehlende Sinnhaftigkeit Weltschmerz Einsamkeit, Isolation Apathie Flucht nach außen	Schlafstörungen Unfähigkeit, die Realität wahrzunehmen Orientierungslosigkeit Verwirrung Vergesslichkeit Depressionen	Erwachen Einssein tiefer Frieden Glückseligkeit Bewusstsein einer göttlichen Liebe nach Hause kommen
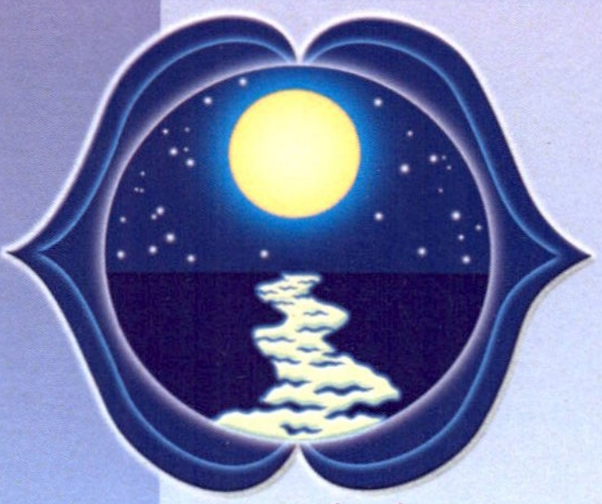 Stirnchakra	Stirn, Drittes Auge Augen, Ohren Hirnrinde Hirnanhangdrüse rechte und linke Gehirnhälfte sechster Sinn	Unbewusstheit Kopflastigkeit geistige Unruhe Verwirrung geistige Abwesenheit Bedeutungslosigkeitsgefühl intellektuelle Arroganz	Kopfschmerzen, Migräne Augenprobleme Ohrenerkrankungen Konzentrations- und Lernschwäche Alpträume, Halluzinationen Geisteskrankheiten	geistige Klarheit Weisheit Selbsterkenntnis Achtsamkeit Intuition, übersinnliche Wahrnehmung Fantasie
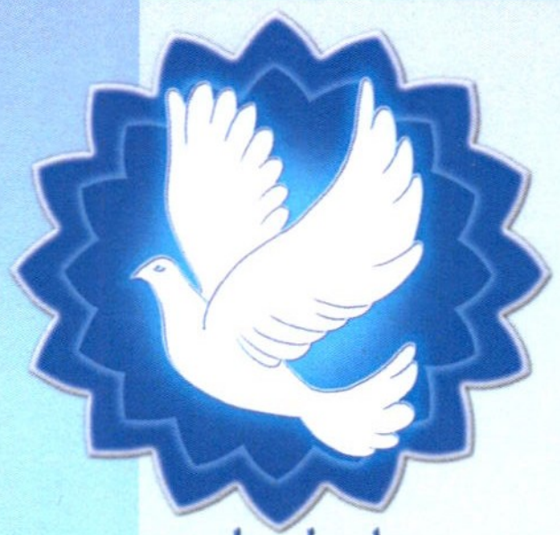 Halschakra	Hals, Kehlkopf Stimmbänder Nacken, Schultern Schilddrüse Äther Hören	mangelnde Ausdrucksfähigkeit Kommunikationsschwierigkeiten Sprachstörungen Festhalten an Glaubenssätzen fehlender Zugang zur inneren Wahrheit Schüchternheit, Hemmungen	Halsschmerzen chronischer Husten Mandelentzündung Fehlfunktionen der Schilddrüse Verspannungen und Steifheit im Nacken Schulterschmerzen	klare Kommunikation Authentizität Wahrhaftigkeit Kreativität, Musikalität Vertrauen in das Unbekannte Mut zur eigenen Meinung
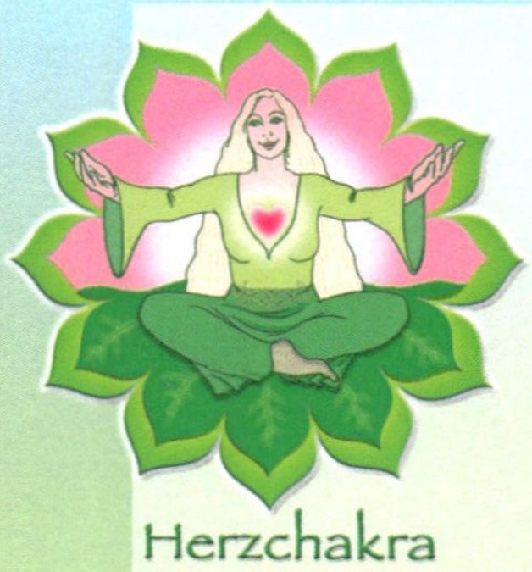 Herzchakra	Brustkorb oberer Rücken Herz, Lunge Thymusdrüse Luft Fühlen	Unfähigkeit, Liebe zu geben und anzunehmen fehlende Selbstliebe Bettlergefühl Kontaktschwierigkeiten an Bedingungen geknüpfte »Liebe«	Erkrankungen des Herz-Kreislauf-Systems Atembeschwerden Lungenerkrankungen Abwehrschwäche Schmerzen im Bereich der Brustwirbelsäule	Liebe und Selbstliebe Herzenswärme Geben und Nehmen Mitgefühl Versöhnung, Toleranz Heilung und Transformation
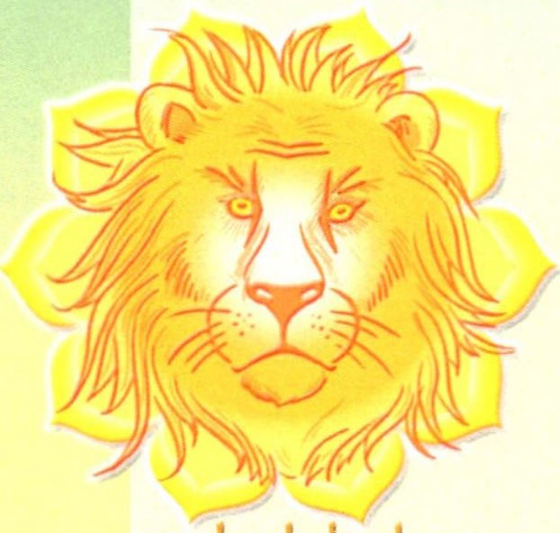 Nabelchakra	Oberbauch, Solarplexus Magen, Darm Leber, Gallenblase Bauchspeicheldrüse Feuer Sehen	Machtkämpfe und Machtmissbrauch Opferhaltung Konkurrenzverhalten Leistungsdenken Kontrollsucht Urteilen und Verurteilen	Magenbeschwerden Reizdarmsyndrom Erkrankungen von Leber und Gallenblase Blutzuckerschwankungen Schmerzen im Bereich des mittleren Rückens	Willenskraft gesundes Selbstbewusstsein Durchsetzungskraft Entschlossenheit Originalität Individualität Selbstverwirklichung
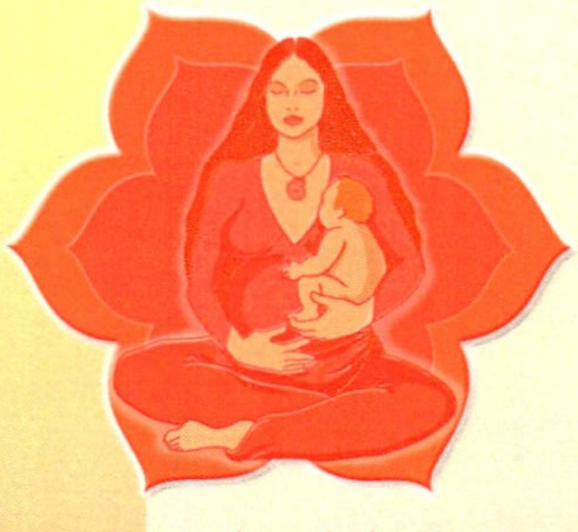 Sakralchakra	Unterbauch Kreuzbein, Becken Niere, Blase Eierstöcke, Hoden Wasser Schmecken	emotionaler Schmerz Gefühllosigkeit Co-Abhängigkeit Schock und Scham Genussunfähigkeit oder Genusssucht Verlustangst	Nieren- und Harnwegs-erkrankungen Menstruationsbeschwerden Prostataprobleme Schmerzen im Bereich der Lendenwirbelsäule und des Kreuzbeins	Lebensfreude Sinnlichkeit emotionale Offenheit lustvolle Sexualität Weiblichkeit Schöpferkraft Geborgensein
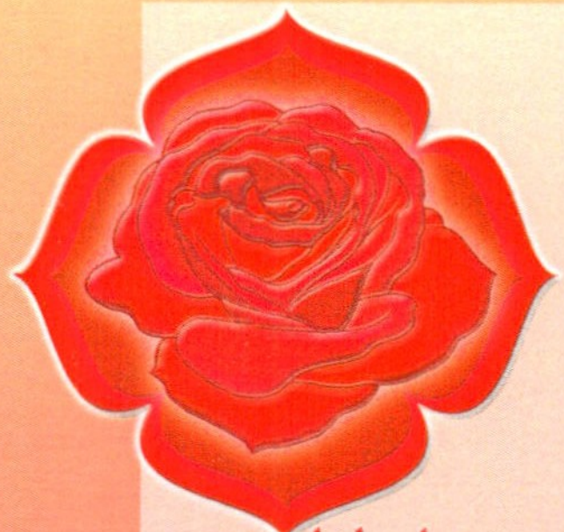 Wurzelchakra	Beckenboden Beine, Füße Knochengerüst Nebennieren Erde Riechen	Unsicherheit existenzielle Angst Kampf ums Leben schwache Erdung wenig Vertrauen Gefühl der Heimatlosigkeit geringe Sexualenergie	schwache körperliche Konstitution chronische Erschöpfung Schwäche der Beine Beckenbodenschwäche Osteoporose Hexenschuss, Ischias	Stabilität innere Stärke »Ja« zum Leben im Körper zuhause Lebenswillen Urvertrauen sexuelle Kraft

ShenDo Verlag